CHEMOTHERAPIE?

NEIN, DANKE!

Teil 1

AUTOBIOGRAFIE EINER HEILUNG VON ZWEI
BRUSTTUMOREN UND EINEM LYMPHTUMOR
OHNE CHEMOTHERAPIE,
ANTIKÖRPERTHERAPIE, HORMONTHERAPIE,
EINE OPERATION ODER BESTRAHLUNG

Inka Sattler

2. ÜBERARBEITETE AUFLAGE 2017

Wenn es genügend Wind gibt, wird aus einer

kleinen Flamme schnell ein Lauffeuer

Inka Sattler

Prolog:

Inka Sattler erkrankte in ihrem Leben an zwei verschiedenen Brustkrebskleiden, an Lymphkrebs und an Knochenkrebs (mit einhergehender Querschnittslähmung), an einem Pleuratumor und Leukämie. Zusätzlich hatte sie zwei Melanome. Das erste Krebsgeschehen begann 2004, das letzte endete 2011. Rein statistisch betrachtet wäre Inka Sattler, hätte sie sich für die schulmedizinische Standardbehandlung entschieden, heute mit etwa 300-prozentiger Wahrscheinlichkeit tot. Sie war zwischendurch ein Pflegefall in Pflegestufe 3 und verbrachte 5 Wochen auf der Palliativstation.

Heute ist die begeisterte Reiterin weitgehend

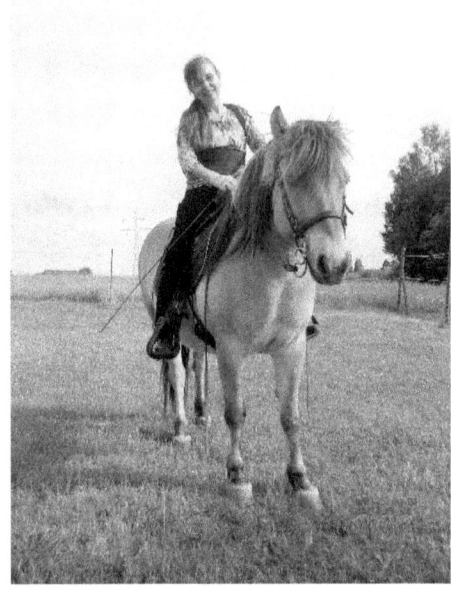

genesen und kann ihren Lebensaufgaben nachgehen, ja sogar schon wieder behutsam reiten. Was ist die Grundlage dieses Wunders?

Während Inka Sattler im Laufe ihrer Leidensgeschichte rund 20 Alternativtherapien anwandte, die sich allesamt als mehr oder minder erfolglos, unnütz bis schädlich herausstellten, hielt sie sich, als es um ihr Leben ging, immer an die Erkenntnisse der „Germanischen Heilkunde"

(vormals „Neue Medizin") des Dr. med. Ryke Geerd Hamer (Norwegen).

Dies war das Erfolgsrezept, das Inka Sattler nicht nur mehrfach das Leben rettete, sondern auch dafür sorgte, dass sie heute genesen ist.

Normalerweise ist es so, dass Menschen, sobald der Krebsdiagnose- Hammer einmal zugeschlagen hat, überhaupt keinen Mut mehr dazu haben, die schulmedizinisch verordnete Therapie zu hinterfragen, geschweige denn, sich ihr zu entziehen.

Bei Inka Sattler – und das ist das eigentliche Wunder – verhielt es sich gerade anders herum: Da sie als ehemalige Stationsschwester wusste, wie es Brustkrebspatientinnen erging, verweigerte sie sich der Standartbehandlung

(Chemotherapie), fand zur Germanischen Heilkunde und überlebte.

Deshalb ist ihr Beispiel so wichtig. Denn es zeigt, dass es möglich ist, auch dann noch erfolgreich zur „Neuen Medizin" zu finden, wenn der schulmedizinische Diagnosehammer bereits zugeschlagen hat – und wieder ganz gesund zu werden!

Wie Inka Sattler es geschafft hat, wieder gesund zu werden, lesen Sie hier.

Inhaltsverzeichnis

1. Der Feind in meinem Körper

Ich kam mir vor, als wäre ich soeben einem dieser Hochglanz- Apotheken- Heftchen „bezahlt von Ihrer Apotheke" (damals glaubte ich noch, dass dies stimmen würde, während ich heute weiß, dass natürlich die Pharma das Blatt als Werbeplattform nutzt und somit finanziert, aber das soll der Kunde ja möglichst nicht wissen; er soll die Apotheken – Heftchen als heilbringende Ratgeber für die Gesundheit nutzen) entstiegen: Ich stand unter der Dusche und suchte ganz bestimmt nicht nach irgendwelchen Abweichungen an meinem Körper; wozu auch. Doch da war etwas und in einem Punkt haben die Ratgeber aus der Apotheke wohl recht: Man findet unter der Dusche, während man den Körper

einseift, tatsächlich am ehesten das, was
niemand gerne findet: Ich ertastete ein
Knötchen in meiner rechten Brust. Anfangs
versuchte ich, mich zu beruhigen, indem ich
mir einredete: Das Knötchen ist bestimmt
zyklusabhängig und wird auch wieder
vergehen. Ich dachte mir weiter nichts dabei.
Doch mit der Zeit wurde das Knötchen zu
einem Knoten und ich griff zu den Mitteln, die
schon des Öfteren sowohl bei mir wie auch
bei den Frauen in meiner Verwandtschaft und
bei Freundinnen geholfen hatte (ich wurde
schon öfter als „wandelndes Homöopathie-
Lexikon" bezeichnet, weil ich mich seit 25
Jahren in dieser Materie weiterbilde): Ich griff
also zu einer homöopathischen Salbe für die
Brust und nahm auch homöopathische
Kügelchen ein. Ich hoffte, dass dies auch
jetzt wieder wirken würde. Doch es kam
anders: Der Knoten wuchs unaufhaltsam und

mit der Zeit war er sogar schon von außen, also durchs T- Shirt hindurch, deutlich zu sehen. Und, was fast noch schlimmer war: Von Zeit zu Zeit durchzuckte ein stechender Schmerz die betroffene Brust wie ein Messerstich; vor allem nachts. Der Schmerz war so massiv, dass ich davon sogar manchmal wach wurde. So lag ich in dieser Zeit oft nachts wach und fühlte mich dem Schmerz in meiner Brust sowie der Angst vor der „Bedrohung" durch den „Feind in meinem Körper" hilflos ausgeliefert. Ich fühlte mich in diesen Nächten so schrecklich allein und weinte mich in meiner Verzweiflung und Ratlosigkeit mit innigen Gebeten durch die schlaflose Nacht. Damit hatte ich nicht gerechnet! Der Leser wird sich nun fragen, weshalb ich denn nichts zu meinem Mann, zu einer Freundin oder zu meiner Mutter gesagt habe. Das ist vielleicht nicht ganz leicht zu verstehen: Ich wollte meinen Mann nicht in Panik versetzen und erzählte ihm deshalb lange nichts von meinen Sorgen. Am Anfang – gleich nach der Entdeckung des Knötchens, hoffte ich immer noch, dass dieses sich von selbst wieder auflösen würde. Und als der Knoten dann schon so groß geworden war, dass er die Brust sichtbar deformierte, hatte ich keinen Mut mehr, meinem Mann von der Sache zu erzählen. Nach einiger Zeit vertraute ich mich einer guten Freundin an und die beruhigte mich zunächst: Ach, das hätte sie auch schon gehabt!! Nur keine Panik! Das geht auch wieder weg. Doch der Knoten ging nicht wieder weg! Im Gegenteil: Er wuchs und mit ihm meine Panik. Was sollte ich nur tun? Ich war verzweifelt und fühlte mich meinem Schicksal ausgeliefert.

Nun stelle ich mir vor, dass sich der Leser an den Kopf fasst und sich fragt, warum um alles in der Welt ich nicht schon längst zum Doktor gegangen bin mit diesem Knoten, den ich in dieser Zeit übrigens auch vermessen habe: Er war ca. 8x6 cm groß, sehr hart und derb und ragte (innerhalb der- zum Glück- intakten Haut so dominant hervor, dass ich mir zu der Zeit gepolsterte BHs zulegte, damit niemand sehen konnte, wie meine Brust aussah. Zudem wurde es nun auch immer schwieriger, die Brust vor meiner Familie zu „verstecken".

Um zu erklären, was mich damals bewog, NICHT zu einem Arzt zu gehen, muss ich ein wenig in die Vergangenheit zurückblenden, in meine aktive Zeit als Krankenschwester.

2. Meine Erfahrungen als
   Krankenschwester mit dem Chemo- Gift

Von dieser Zeit im Krankenhaus ist mir in lebendiger Erinnerung geblieben, was mit Patienten geschah, die mit einer Tumor-Diagnose stationär aufgenommen wurden: Sie kamen meist in einem offensichtlich guten Allgemeinzustand aber sichtlich geknickt auf Station. Geknickt waren sie wegen der Krebs- Diagnose; ich habe niemanden erlebt, der diese nicht als Schock empfunden hatte. Und wir Schwestern und auch die Ärzte legten diese Patienten in eine ganz bestimmte way- of- no – return- Schublade, auf der in unsichtbaren und doch für jeden von uns deutlich sichtbaren Lettern geschrieben stand: CA- (lat.: Carcinom, Krebs) Patient (irgendwo schienen in dieser Schublade sogar die fünf Phasen des Sterbens, die wir alle einmal in unserer Ausbildung gelernt hatten, auf Anwendung zu warten): Mitfühlend behandelten wir die armen Patienten in ihrer letzten Lebensphase, mitfühlend vor allem deshalb, weil wir ständig miterlebten, dass diese Diagnose für die allermeisten Patienten früher oder später tödlich enden würde.

Damals gab es noch keine Palliativ- Station, wohl aber ein Palliativ- Konzept, doch zunächst wurde erst einmal untersucht und meist wurden die Ärzte fündig und es ergaben sich ein oder mehrere „Metastasen" (Tochtergeschwüre) und dann hieß es (ob mit oder ohne Metastasen- Befund) obligatorisch: Eine Chemotherapie muss her und zwar schnell! Es war gar keine Frage, dass dies die einzige Rettung für die unter dem Diagnose-Schock stehenden Kranken sei, denn der „aggressive" Tumor würde sonst die Patienten quasi von innen auffressen. Die Ärzte ließen den Patienten überhaupt keine Zeit, über die angeratene Therapie nachzudenken, denn sie setzten sie mit der Aussage unter Druck, dass sich im Falle einer Verzögerung der Chemotherapie die Metastasen ungehindert im Körper ausbreiten würden – und das wollte schließlich niemand!

Ich war damals, als ich im Krankenhaus arbeitete, noch sehr jung (ich war mit 19 Jahren 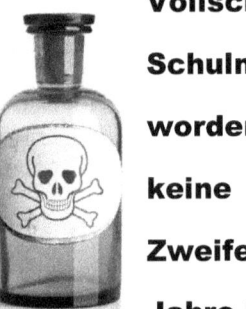 Vollschwester) und von der Schulmedizin ausgebildet worden. Somit kamen mir keine grundlegenden Zweifel an dem, was mir drei Jahre lang in der Krankenpflegeschule eingetrichtert worden war. Doch ich weigerte mich immer strikt, die Chemotherapie für die Patienten vorzubereiten. Ich wollte mit diesem Gift nichts zu tun haben. Intuitiv hatte ich Angst...

nicht unbedingt um mich, aber um meine ungeborenen Kinder. Ich wusste natürlich trotzdem, unter welchen Bedingungen man eine Chemotherapie für den Patienten vorbereitet: Der (arme) Pfleger (respektive die Pflegerin) steht in voller Schutzmontur in einem gekachelten Raum und bereitet, natürlich mit Kittel, Hand- und Mundschutz, die „heilbringende" Substanz vor. Dass es sich dabei um ein Senfgas aus dem zweiten Weltkrieg (vergl. Wikipedia) handeln würde, war mir damals nicht bewusst. Ich wusste nur, dass es irgendein chemisches Gift sein musste. Wie und warum das dann den Krebs im Körper genau besiegen sollte, das war mir nicht klar und ich machte mir mit meinen damals 19 Lenzen auch keine großartigen Gedanken darüber; überließ das Denken (leider) den Göttern in weiß aus der Schulmedizin; die würden das schon wissen.

Nur eines hat sich damals schon in mein Gedächtnis gebrannt: Wenn ich je einmal in eine solche Situation kommen sollte, also wenn ich einmal Krebs bekommen sollte, dann würde ich mir so ein Gift nicht verabreichen lassen. Das war mir allerdings nicht von Anfang an klar; diese Erkenntnis wuchs erst im Laufe der 10 Jahre, in denen ich in der Klinik arbeitete.

3. Verzweifelt und allein

Eines Abends stand ich wieder dort, wo alles begonnen hatte: Unter der heißen Dusche. Ich war todunglücklich über meine mittlerweile unansehnlich gewordene Brust und wusste weder ein noch aus. Ich weiß nicht, ob ich nicht doch zum Doktor gegangen wäre, wenn ich nicht zu dieser Zeit unter einer erheblichen Tag – Nacht – Verschiebung gelitten hätte: Ich wurde immer erst am späten Nachmittag munter und war dann regelmäßig mit meinen Alltagspflichten so beschäftigt, dass ich es gar nicht geschafft hätte, zu einem Arzt zu gehen. Dass das gut war, sollte sich erst viel später herausstellen.

4. Ein Vortrag, der mein Leben veränderte

Im Moment versuchte ich es noch mit der Vogel- Strauß- Methode und hoffte gleichzeitig immer noch, dass die Homöopathie, meine Gebete oder irgendetwas seine Wirkung zeigen würde. Doch das Gegenteil war der Fall: Der Knoten wollte nicht verschwinden. Wie lange konnte ich das noch vor meiner Familie verbergen?

So trug ich meinen Kummer mit mir allein herum und legte alle meine Sorgen ins Gebet.

Dann, an einem Samstagabend, las ich die Tageszeitung und es sprang mich ein Inserat bei den Veranstaltungshinweisen förmlich an; dort hieß es fettgedruckt: „Dieser Vortrag wird Ihr Leben verändern!" ... heute weiß ich, dass es kein Zu- fall war, dass ich dorthin ging; es war mein erster Vortrag dieser Art und der war nicht mal in direkter Nähe meines Wohnortes! Ich würde mal sagen: „Es" zog mich magisch dorthin. Ich ging in Begleitung meiner lieben Mama, wir fanden uns in einer Stadthalle wieder und hatten keinen blassen Schimmer davon, was uns erwarten würde!

Die Stadthalle war gut besucht und ich versuchte, aus dem Habitus der anderen Teilnehmer Rückschlüsse darüber zu gewinnen, wohin es uns nun eigentlich verschlagen hatte. Es waren ganz normale Leute wie meine Mama und ich auch. Da begann auch schon der Vortragende, seines Zeichens Radiästhesist und Heilpraktiker, zu erzählen. Was er zu sagen hatte, war durchwegs interessant: Er sprach von lebendigem Wasser, von gesundem und krankmachendem Salz, von Übersäuerung, von Erdstrahlen und wie man diese findet und: Er sprach davon, dass Krebs ganz natürlich heilbar sei. <u>Wums</u>!! Er sagte einfach so, als spräche er davon, dass am Morgen in Bayern die Kirchenglocken läuten, dahin: Krebs ist heilbar. Ich war so von den Socken, dass ich von seiner Erklärung gar nichts mehr mitbekam und genau darüber war ich dann enttäuscht. Da saß ich nun mit meinem Knoten in der Brust, der mir zu allem Unglück auch noch zunehmend messerstichartige Schmerzen bereitete, der Mann da vorne hatte scheinbar eine Lösung parat – und ich konnte es nicht fassen, konnte nicht folgen, warum auch immer.

Dann war Pause und wir gingen an die aufgestellten Tische mit den vom Vortragenden angebotenen Waren wie Ruten, Mandalas, Energiestäbe, Pendel und... oh, was war das? Da stand es in dicken Lettern: K R E B S!!! – es war ein kleines Heftchen mit dem Bild einer jungen Frau mit blanken Brüsten, das für einen Euro angeboten wurde und ich hatte es ganz schnell (natürlich, nachdem ich es bezahlt hatte!) in meiner Tasche. Ich muss sagen, dass ich dieses Heftchen damals wohl auch für 100 Euro gekauft hätte, so sprach es mich an.

Ich konnte dem Vortrag nach der Pause nichts mehr abgewinnen, denn das kleine Heftchen meldete sich durchgehend aus den

Tiefen meiner Handtasche und wollte
unbedingt gelesen werden.

Vielleicht würde ja darin genau das erklärt
werden, was der Redner da über den sich
selbst heilenden Krebs gesagt hatte??

Wir fuhren nach dem Vortrag nach Hause und
ich kramte, daheim angekommen, voller
Spannung das Heftchen heraus, das mir wie
gerufen schien: „Krebs – und die fünf
Naturgesetze einer neuen biologischen
Medizin"

5. Endlich erlösende Erkenntnisse: Heilung ist möglich!

Ich bereitete mich zum Bettgehen und schlüpfte mitsamt dem Heftchen in meine Federn. So wurde die Krebs- Depesche in dieser Nacht mein Bettgenosse. Ich fing natürlich mit der Hoffnung an zu lesen, dass ich Informationen darüber erhalten würde, wie ich endlich den Knoten in meiner Brust loswerden würde. Ich war mit jeder Seite mehr gefesselt: Ich las vom deutschen Arzt Dr. Hamer und dass dieser – aufgrund einer eigenen Krebserkrankung – bereits in den 1980er Jahren erkannte, warum Krebs überhaupt entsteht. Er nannte seine Entdeckung der 5 biologischen Naturgesetze die Neue Medizin (NM) und formulierte unter anderem die „Eiserne Regel des Krebs", die wie folgt lautet:

Jeder Krebs und jede krebsähnliche Erkrankung entsteht durch einen allerschwersten, hoch- akut- dramatischen und isolativen Konfliktschock, der das Individuum völlig unerwartet wie ein Keulenschlag trifft, quasi „ auf dem falschen Fuß" erwischt. Einen solchen Konflikterlebnis- Schock nannte Dr. Hamer dann das „Dirk- Hamer- Syndrom" kurz DHS.

Erklärt wurde dies in der kleinen Depesche sehr anschaulich am Beispiel einer jungen Mutter, die am Straßenrand steht, während ihr Kind sich von ihrer Hand losreißt und unter die quietschenden Reifen eines vorbeifahrenden Autos gerät. Die Mutter wird von diesem Ereignis völlig unvorbereitet (auf dem falschen Fuß erwischt) getroffen, empfindet das Ereignis verständlicherweise als allerschwersten Schock und ist mit diesem Erlebnis völlig auf sich allein gestellt. Sie erfüllt damit alle Kriterien der Eisernen Regel des Krebs und erleidet in dem Moment, in dem sie realisiert, dass ihr Kind von dem Auto erfasst wurde, ein DHS. Von diesem Moment an ist die Mutter konfliktaktiv, das heißt, der Konflikt dauert an. Die Mutter kann nur noch an ihr krankes Kind denken, sie kann fast nichts essen, kann kaum schlafen und hat kalte Hände und Füße. Dr. Hamer bezeichnet diese konfliktaktive Phase daher als „kalte Phase", die genauso lange anhält, bis das Kind wieder gesund ist. Zum Zeitpunkt des DHS reagiert der Körper der Mutter – und zwar am Verstand vorbei - auf drei Ebenen: Im Gehirn ist ab dem Zeitpunkt des DHS ein „Hamerscher Herd" (HH) zu sehen, eine Art „Kurzschluss" im Gehirn, bei dem Nervenverbindungen zerreißen. Dieser Einschlag lässt sich in einer Computertomographie des Schädels (respektive des Gehirns) bildlich darstellen (dies ist es, was mich beim ersten Kontakt mit der NM am meisten beeindruck hat!) und das geschulte Auge erhält Auskunft darüber, in welcher Phase der Erkrankung sich der Patient befindet und welches Zielorgan betroffen ist. Auf körperlicher Ebene reagiert die Mutter mit einer Zellvermehrung der Brust.

Die Reaktionen der Mutter gehen dabei wie gesagt völlig an deren Verstand vorbei; diese haben sich Jahrmillionen lang in unseren Zellen einprogrammiert und funktionieren auch heute noch als das von Dr. Hamer entdeckte sinnvolle biologische Sonderprogramm (SBS).

Warum nun sinnvolles biologisches Sonderprogramm? Wenn man es weiß, ist es

ganz einfach nachzuvollziehen, quasi das Ei des Kolumbus der Medizin.

Am besten versteht man es vielleicht mit einem Vergleich: Stellen wir uns vor, ein Rehkitz wird von einem Wolf angefallen und verletzt.

Der Wolf wird aber bei der Tat gestört und so überlebt das kleine Rehlein und die Mutter, schockiert vom Angriff des Wolfes auf ihr Junges, braucht nun mehr Milch, um ihrem nun schwerverletzten Kitz eine rasche Genesung zu ermöglichen.

Und genau das Gleiche passiert bei der jungen Mutter aus unserem Beispiel: Durch das sinnvolle biologische Sonderprogramm kommt es zu einem Zell- Plus in den Brustdrüsen der Mutter.

Damit wird erreicht, dass die Brust mehr Milch gibt und das verletzte Kind dadurch so schnell wie möglich wieder gesund wird.

In dem Moment, in dem das Kleine wieder gesund ist, bildet sich der durch das Zell-Plus entstandene Brustkrebs wieder zurück – ganz natürlich und ohne menschliches Hinzutun.

Auch das gehört zum sinnvollen biologischen Sonderprogramm.

Bis dahin leuchtete mir die Geschichte ein: Eine Zellvermehrung, die die Schulmedizin wegen der schnell wachsenden Zellen des Brustgewebes unter dem Mikroskop eindeutig als „Brustkrebs" bezeichnen würden, mag bei einer jungen Mutter, die in größter Sorge um ihr Baby ist, Sinn machen.

Noch war mir allerdings nicht klar, wie ich diese neue Erkenntnis denn nun auf meinen Brustkrebs ummünzen könnte.

6. Licht am Ende des Tunnels

So verschlang ich diese Depesche und las sie in einem Zug durch. Ich hatte durch die Herrn Kent (den Autor des Heftes) eigene Art, die Dinge einfach, schnell und präzise zu erklären nach einer Stunde das Gefühl, Licht am Ende des Tunnels zu sehen.

Seit dieser Lesenacht sind über 10 Jahre ins Land gegangen, aber ich weiß heute noch genau, wie ich mich nach dem Lesen der Depesche fühlte: Ich war in einer anderen Wirklichkeit angekommen. Die Sorge um meine Brust, mit der ich mutterseelenallein dastand, erschien auf einmal in einem völlig neuen Licht. Konnte es ein, dass alles so einfach ist?

Meine Gefühlswelt schien zu schwanken. Was

hatte ich all die Jahre in meiner Ausbildung

zur Krankenschwester und danach in 10

Jahren Krankenpflege eingetrichtert

bekommen und niemals hinterfragt? Krebs sei

eine 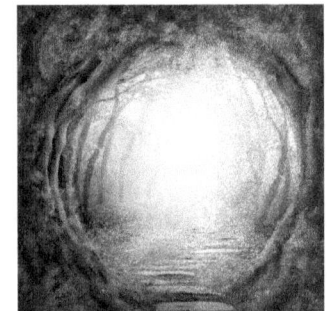 tödliche

Krankheit, die man

nur in ganz seltenen

Fällen und

ausschließlich mit giftiger Chemotherapie,

verstümmelnden Operationen und

lebensgefährlichen Röntgenstrahlen

bekämpfen könne. Meist jedoch kamen die

bösartigen Krebszellen aber selbst nach dem

Einsatz von „Hochdosis- Chemotherapien"

und den neuen, hochgelobten

„Antikörpertherapien" wieder. Während von

den Patienten, die, wie bereits oben erwähnt,

kurz vor der vernichtenden Krebs- Diagnose meist noch das „blühende Leben" waren, nach den hochgelobten und in den Leitlinien der Ärzte zwingend vorgeschriebenen Krebs-Therapien nur noch ein Schatten ihrer selbst übrigblieb. Schuld am rasanten körperlichen und psychischen Verfall der Patienten waren aber in den Augen der Ärzte (und auch in den Augen der armen Patienten) niemals die aggressiven Therapien... nein, nein, von den Giften gingen den Patienten zwar die Haare aus (wie hieß es immer so schön: „Kein Problem: die Haare wachsen wieder nach! Und es gibt ja auch Perücken!!"), sie hatten auch Brechdurchfall und viele weitere „Nebenwirkungen" (so ein Unsinn: Alle nicht gewollten Wirkungen der Medikamente werden als „Nebenwirkungen" bezeichnet, wohl, um sie zu verharmlosen. Dabei sind diese „Nebenwirkungen" doch genauso

Wirkungen wie die erwünschten Wirkungen. Es gibt keinen Unterschied. Jedes Medikament wirkt wie es wirkt!). Ich empfand Mitgefühl für meine Patienten, wenn sie zusehends unter der tödlichen Therapie zusammenbrachen und ich erlebte, wie die meisten unter dieser Therapie durch die Hölle gingen. Aber der allgemeine Verfall der armen Krebs- Patienten wurde natürlich dem Übeltäter schlechthin, der Geißel der Menschheit, dem Krebs, zugeschrieben. Ich muss ehrlich gestehen, dass auch ich nicht auf die Idee gekommen bin, dass nicht der Krebs, sondern die Therapie die Menschen zugrunde richten könnte.

Doch der Reihe nach. Noch war ich ja gar nicht bei dieser Erkenntnis angelangt. Ich hatte die Krebs- Depesche also in einem Atemzug durchgelesen und war wie gebannt. WER hatte mir jetzt diese Informationen zugebracht? Ich wundere mich heute noch, wie ich damals durch diesen „Zu- fall" zu der Depesche gekommen war, aber nun hatte ich sie und ich dachte mir, während ich durch die schneidenden „Messerstiche" schmerzhaft an den massiven Knoten in meiner Brust erinnert wurde: Entweder ist dies hier der größte Humbug aller Zeiten… oder aber…meine RETTUNG!!! Ich will es vorwegnehmen: Seit dieser ersten Depeschen–Nacht - es folgten bis zum heutigen Tage x weitere Depeschen–Tage und Nächte mit immer neuen Erkenntnissen - glaube ich, sagen zu können, dass diese eine Krebs–Depesche ursächlich nicht nur daran beteiligt ist, dass ich diese Zeilen schreibe, sondern auch daran beteiligt ist, dass ich überhaupt noch lebe. Ich weiß, das hört sich übertrieben an. Doch urteilen Sie bitte erst am Schluss dieses Artikels, ob ich übertrieben habe (-: …wo war ich? Also seit dieser ersten Depeschen–Nacht habe ich nun in 13 Jahren nichts gefunden, was an der NM nach Dr. Geerd Ryke Hamer NICHT stimmen würde!

Ich will und kann hier nicht die Neue Medizin erklären, dazu gibt es ja die Depeschen von Herrn Kent sowie weiterführende Literatur.

Ich möchte aber darstellen, wie es mir gelang, die Ursache für die Entstehung meines ungeliebten Knotens mit Hilfe der Neuen Medizin zu erkennnen.

Trotz der Zweifel, die mir mein schulmedizinisches Gewissen einreden wollte, hatte ich von Anfang an das Gefühl, dass dies der Weg sein würde, mit dem ich wieder gesund werden konnte. Und zwar ohne aggressive Therapien. So besorgte ich mir weitere Informationen, um die Zusammenhänge besser zu verstehen. Am meisten half mir dabei der Studienkreis in meiner Nähe. Dort konnte ich dann auch die Tabelle von Dr. Hamer erwerben, die damals ganz frisch aus der Presse kam. Ich weiß noch genau, wie ich sie zum ersten Mal benutzte.

7. Die Ursache des Krebs erkennen

Mithilfe meines Studienkreisleiters, Hans, der ein enormes Wissen über die NM hat und der mich hochmotiviert und selbstlos unterstützte und mich aus meiner Angst herausholte, erkannte ich den Konfliktinhalt, welcher bei mir den Brustkrebs ausgelöst hatte: Zunächst war es wichtig, meine Händigkeit festzustellen, denn nur so kann man zuordnen, ob der auslösende Konflikt mit der Partner- oder mit der Mutter- Kind- Seite zu tun hat. Ich bin Rechtshänderin, also musste der Konflikt mit einem „Partner" (der Partner kann in diesem Falle sowohl ein Lebenspartner als auch ein Geschäftspartner oder auch ein Tier oder sonstwie ein Freund oder ein Bekannter sein) zu tun haben, denn bei mir war die rechte Brust betroffen, also in meinem Fall die „Partnerbrust". Zudem handelte es sich um einen duktalen (die Milchgänge betreffend) Brustkrebs, was laut der Neuen Medizin bedeutet, dass mir der „Partner von der Brust gerissen" wurde. Ein sinnvolles biologisches Sonderprogramm. Was daran sinnvoll ist? Rational gar nichts! Doch wir alle haben von unseren Ur- Ur-Vorfahren noch all das in den Genen, was einst sinnvoll war: Wenn einer (menschlichen oder tierischen) Mutter ein Kind „von der Brust gerissen" wird, erweitern sich in der Folge dieses Schocks die Milchgänge, was den Sinn hat, dass die Milch, die ja nun nicht mehr abgesaugt werden kann, nicht abtropft.

Ich überlegte, welcher „Partner" mir „von der Brust gerissen" wurde und mir fiel es spontan wie Schuppen von den Augen: Vor ein paar Monaten hatte ich meinen allerliebsten, treuen Partner verloren, einen, der ohne zu zögern sich mit einem Löwen angelegt hätte, nur um mein Leben für ein paar Sekunden zu verlängern: Simba, mein riesiger, 60 Kilo schwerer, rabenschwarzer und lammfrommer Kuschel- Berner- Sennen Hund. DAS war es! Ich wusste es sofort, es brannte mir immer noch in der Seele, denn ich musste mein geliebtes Hundi viel zu früh und unter hochdramatischen Umständen einschläfern lassen. Die sich daraus ergebende befreiende Erkenntnis war: Dr. Hamer hatte recht!!

Nun war ich gespannt, ob sich meine neugewonnene Erkenntnis über die Ursache meiner Erkrankung mit der neuerworbenen Wissenschaftlichen Tabelle von Dr. Hamer bestätigen ließ. Für mich war nun überlebensnotwendig wichtig, nachzuprüfen, ob denn auch mein „Krebs" (ich spreche mal von Krebs, auch wenn es sich natürlich um ein sinnvolles biologisches Sonderprogramm, im Folgenden SBS genannt, handelt) sich mit den Naturgesetzen erklären ließ, ob ich den diesen Krebs auslösenden Konflikt finden würde.

Ich suchte also in der Tabelle unter „Mammatumor" (Brustkrebs) rechts, und wurde dann auch gleich ziemlich enttäuscht: Meine Vermutung traf nicht zu, in der Tabelle steht, dass der rechtsseitige Brustkrebs einer Rechtshänderin einem Mutter/Kind, einem Mutter/Tochter – Konflikt oder einem

Nestkonflikt zugeordnet ist. Für mich war dies eine herbe Enttäuschung, stellte es doch für mich die soeben erst gewonnenen Einblicke in die 5 biologischen Naturgesetze gehörig in Frage. Ich hatte das Gefühl, dass mein Leben davon abhängen würde, ob die NM nun stimmt oder nicht und so rief ich umgehend meinen Studienkreisleiter Hans an. Auch er zeigte sich überrascht, holte seinerseits seine Tabelle hervor und fuhr wohl einen Moment lang Achterbahn: Konnte es sein, dass es in der Tabelle zu einer Verwechslung gekommen war? Schnell fand der Studienkreisleiter wieder Vertrauen zu seinem fundierten Wissen über die NM: Es WAR ein Druckfehler! Was für mich glücklicherweise bedeutete, dass es sich genauso verhielt, wie wir es gemeinsam erarbeitet hatten:

Ich war mir nun sicher, dass mein Knoten die

Folge des Verlustes meines Hundes war, der mir so unsanft und ungeplant „von der Brust gerissen" wurde. Ich fühlte deutlich, dass es das war, was mich so aus der Bahn geworfen hatte.

Natürlich macht es rational keinen Sinn, dass meine Brust auf den von der Brust gerissenen Hund reagiert hat. Doch jedes sinnvolle biologische Sonderprogramm läuft an unserem Verstand vorbei. Der Körper reagiert so, wie es Jahrmillionen lang in unseren Zellen vom Leben selbst einprogrammiert wurde und er funktioniert auch heute noch so, ob uns das nun gefällt oder nicht. Und wir haben die Wahl, dies zu verstehen und zu akzeptieren oder dagegen anzukämpfen mit den Waffen der Schulmedizin wie z. B. den Chemo- Giften, sinnlosen Operationen und Bestrahlungen - doch diesen Kampf verlieren leider viel zu viele, denn das Leben selbst, und nichts anderes ist ein sinnvolles biologisches Sonderprogramm, lässt sich mit nichts auf der Welt bekämpfen. Der Körper macht keinen Fehler! Darauf habe ich mich, seit ich die NM als richtig erkannt habe, verlassen – und das war gut so!

Es ist nun 13 Jahre her, dass ich die Krebs-Depesche gelesen habe. Damals war es nicht so wie heute: Von vielen Krebspatienten, mit denen ich in letzter Zeit Kontakt hatte, habe ich gehört, dass sie ins Internet gehen und einfach mal nachsehen, was „Google" zum Thema Krebs zu sagen hat.

Dort findet man auch jederzeit Informationen über die 5 BN. Diese Möglichkeit hatte ich seinerzeit nicht. Umso dankbarer bin ich bis heute, dass mir das Schicksal die Krebs-Depesche in die Hand gespielt hat.

8. Heilung in Sicht

Um den Leser nicht zu langweilen, will ich im Zeitraffer den weiteren Fortgang meiner Geschichte schildern. Als ich mir aufgrund meines neugewonnenen Wissens über die NM ganz sicher war, dass der Knoten in der Brust mich nicht umbringen konnte, war ich froh, endlich auch meinen Mann über die Geschehnisse in meinem Körper informieren zu können. Zunächst nutzte ich jede Gelegenheit, ihn über die NM aufzuklären, damit er nicht in Panik käme, wenn er von meinem Knoten erfahren würde. Nun, das ist mir so einigermaßen gelungen. Auch mein Mann brauchte eine gewisse Zeit, um die gewohnte schulmedizinische Bahn zu verlassen und in der Gegenrichtung weiterzudenken. Das war auch dringend notwendig, denn nach einiger Zeit stellte mich die heiße Dusche ein weiteres Mal vor vollendete Tatsachen: Ich spürte einen kastaniengroßen Lymphknoten unter der rechten Achsel, der wohl über Nacht gewachsen sein musste...meine Gedanken kochten für einen Moment heißer als das Duschwasser, doch dann war Hans, mein Studienkreisleiter, auf einmal bei mir in der Dusche. Was sagte seine sonore Stimme immer in seinen Vorträgen? „Lymphknoten sind immer ein Zeichen der Heilung!!!" DAS war es ja, worauf ich dringend und überlebensnotwendig gewartet hatte!! Schnell suchte ich die Tabelle von Dr. Hamer und vergewisserte mich, dass ich das richtig verstanden hatte. Mir fiel ein Stein vom Herzen, meinem Mann auch. Alles hatte seine Ordnung: Ich war in Heilung!! Ursächlich daran beteiligt war mit Sicherheit unser neues, allerliebstes Leonberger- Hundebaby Cindy, das mich liebevoll über den Verlust meines unvergesslichen Simba hinwegkuschelte.

In der Zeit, als ich die NM kennenlernte, nahm ich Kontakt zu Dr. Hamer auf und lernte ihn als liebevollen, unvergleichlichen, väterlichen und vertrauenswürdigen Arzt und Menschen kennen. Er war so freundlich, mein CCT, also die Schichtaufnahme meines Gehirns zu „lesen" und konnte mir anhand desselben nicht nur sagen, in welcher Phase des SBS ich mich gerade befand; er konnte sogar mein ganzes Leben aus dem CCT lesen. Er sah noch ein paar andere DHS, die sich in meinem Leben zugetragen hatten und die ich genauso bestätigen konnte. Dr. Hamer war es, der mir immer wieder Mut machte, wenn mich doch einmal die Sorgen und Schmerzen übermannten. So entschloss ich mich, anderen durch meine Erfahrungen mit Brustkrebs Mut zu machen und erlaubte Dr. Hamer, meine Geschichte in seinem Brustkrebs- Buch zu veröffentlichen.

Dass ich viel später selber ein Buch über meine Heilung schreiben würde, das hätte ich zu der Zeit nicht gedacht.

9. Das Leben stellt seine Weichen

Doch das Leben hatte noch so einiges vor mit mir:

Nachdem mein Brustkrebs oder das was die Schulmedizin dafür hielt mir keine Schwierigkeiten mehr bereitete, bekam ich ca. 4 Jahre später die ärztliche Diagnose:

Osteolyse (Knochenkrebs) der Wirbelsäule. Ein Brustwirbel hatte eine pathologische (d.h. eine durch eine Vorerkrankung entstandene), mehrfache Fraktur (ein Knochenbruch) und war mehrfach spiralförmig eingebrochen. Es bestand die akute Gefahr einer Querschnittslähmung! Schock! Ja, Riesenschock. Denjenigen unter den Lesern, die die NM kennen und nun nicht verstehen können, warum ich einen Schock bei dieser Diagnose bekam, sei in aller Bescheidenheit gesagt: Nur wer so eine Diagnose jemals bekommen hat, kann nachvollziehen, was dies für einen Menschen bedeutet. Natürlich kannte ich (zum großen Glück!!) damals die NM schon ziemlich gut und ich hatte keine Zweifel an deren Richtigkeit.

Aber nun war mehr als meine Brust betroffen: Das Rückgrat war „KAPUTT!" Wieder war Dr. Hamer unsere Rettung! Er nahm uns die Angst und begleitete uns während der folgenden, schweren Zeit. Wieder will ich es kurz machen: Zehn Monate nach der Schockdiagnose war ich von der Krankheit schwer gezeichnet:

Querschnittsgelähmt, bis auf die Knochen abgemagert und von stärksten Schmerzen zermürbt musste ich mich auf die Palliativstation begeben, weil ich aufgrund der Belastung durch die Schmerzen und die Querschnittslähmung seit Monaten immer mehr an Gewicht verlor und parenteral (am Verdauungstrakt vorbei über eine Vene) ernährt werden musste, um überleben zu können. Ich war ein „Pflegefall" geworden; vollkommen auf fremde Hilfe angewiesen. Ich konnte für 18 Monate das Bett nicht mehr verlassen, nicht einmal in einem Rollstuhl. Die Ärzte kommentierten die Bilder der Computertomographie als „erschütternd": Die gesamte Wirbelsäule und auch das Becken waren vom Knochenkrebs befallen.

Und als ob das noch nicht genug wäre, kam auch noch ein Pleuratumor mit Abszess hinzu und an der Stelle des einstigen Brustkrebs wuchsen zwei kirschkerngroße Melanome, die am Ende auch noch aufplatzten, so dass ich mit blutender Brust dalag. Selbst ein Dr. Hamer zeigte sich betroffen, als er die Bilder des CTs sah: Seine tonlosen Worte:

„Da ist ja dann nicht mehr viel Knochensubstanz da...!"

Die Schulmediziner und auch die Pfleger auf Palliativ halfen mir sehr, setzten mir aber auch das Messer an die Brust: Mit dem „metastasierenden Mamma- Karzinom", wie die offizielle Diagnose lautete, hätte ich keine Chance, länger als ein paar Wochen zu überleben, würde ich nicht endlich einer Chemotherapie sowie einer OP zustimmen. Es war für die Ärzte der Klinik einfach nicht nachvollziehbar, wie ein Mensch in meinem Alter die angebotenen Therapien so radikal ablehnen konnte. Erst 4 Jahre später habe ich meinen Entlassungsbericht gelesen: Dort steht, dass die Ärzte davon ausgegangen waren, dass ich „nur noch palliativ" behandelt werden möchte. Was im Klartext heißt, dass sie davon ausgingen, dass ich mich

aufgegeben hatte. Daher auch der
vorwurfsvolle Spruch der Stationsärztin:
„Denken Sie doch an Ihre Kinder, die sind
doch noch so jung und brauchen Sie!"

Im Wissen um die NM lehnte ich die von den
Ärzten angeratene Chemotherapie,
Antikörpertherapie, antihormonelle Therapie,
eine Operation sowie eine Bestrahlung der
Brust ab, weil ich entschieden hatte, die
Krankheit mithilfe der von Dr. Hamer
entdeckten fünf biologischen Naturgesetze
anzugehen. Nichts konnte mich davon
abbringen und das war gut so.

Wie ich es mit Gottes Hilfe und der Liebe
meiner Familie geschafft habe, wieder auf die
Beine zu kommen, von denen die Ärzte
behauptet hatten, dass diese unwiderruflich

gelähmt bleiben würden, das habe ich mir in meinem Buch „Chemotherapie? Nein danke! Das Wunder meiner Heilung von Krebs, Metastasen und Lähmungen" von der Seele geschrieben.

In meinem 2. Buch schreibe ich über die 20 der teilweise abenteuerlichen Therapien, mit denen ich meine Krebsheilung mehr oder weniger erfolgreich forcierte. Damit hat der Leser eine Entscheidungshilfe dafür an der Hand, welche der vorgestellten Behandlungen für ihn bzw. für seinen Angehörigen in Frage kommen und welche eher Zeitverschwendung sind.

Hier fungierte die Neue Medizin nicht als Therapie, sondern als wissenschaftliches Fundament, welches die Heilung überhaupt erst ermöglichte.

Um Missverständnissen vorzubeugen, möchte ich klarstellen, dass mich in der Zeit meiner Krankheit drei Säulen getragen haben: die erste Säule war meine Familie; dazu braucht es keine Erklärungen. Die zweite Säule war mein Glauben an die Gottheit über mir und die dritte Säule war die Neue Medizin nach Dr. Hamer. Bei den beiden letzten Säulen könnten sich die Vorstellungen vermischen: Mein Glaube hat mir geholfen und ich glaube ganz fest. Und trotzdem ist es ein Glaube, wie der Name schon sagt. Und jetzt kommt das Entscheidende: Die NM hat mit Glauben rein gar nichts zu tun. Sie ist verifizierte Wissenschaft in Reinform, wie man sie in den aneinandergereihten Dogmen unserer pseudo-wissenschaftlichen Schulmedizin leider allzu häufig schmerzlich vermisst. Dr. Hamer konnte seine fünf biologischen Naturgesetze bereits am 8. und 9. September 1998 an der

Universität Trnava (Slowakei) demonstrieren und amtlich verifizieren! Er könnte und würde seine wissenschaftlichen Erkenntnisse jederzeit wieder auch vor einer deutschen Universität vor der Ärzteschaft beweisen, wenn man ihn nur ließe. Doch die Ärzteschaft, respektive die Pharmalobby, weiß, was passiert, wenn die fünf biologischen Naturgesetze des Dr. Hamer anerkannt werden: Die Schulmedizin wie sie heute besteht würde es von einem Tag auf den anderen nicht mehr geben. Ausgenommen hiervon ist selbstverständlich unsere Notfallmedizin, die hervorragende Dienste am Patienten leistet. Und was machen unsere schlauen Weißkittel da, um einer Konfrontation mit Dr. Hamer auf medizinischer Ebene (weil sie genau wissen, dass sie Dr. Hamers Erkenntnisse nicht wiederlegen können!) aus dem Weg zu gehen?

Ganz einfach: Sie gehen juristisch gegen Dr. Hamer vor. Was aber hat sich Dr. Hamer nun offiziell zu Schulden kommen lassen? Leider sind auch unter seiner Obhut Menschen verstorben, meist deshalb, weil sie bereits vor der Kontaktaufnahme mit Dr. Hamer durch die schulmedizinische Pseudotherapie gegangen sind: Nach Chemotherapie, Bestrahlungen und Operationen galten sie als „austherapiert" und waren in einem dementsprechend schlechten Allgemeinzustand. Doch auch von diesen Patienten überlebten die meisten in Dr. Hamers Obhut. Aber eben nicht alle. Doch weil auch in der Schulmedizin täglich allein in Deutschland um die 1.500 Menschen an Krebs (oder an der Chemotherapie) sterben, konnte man Dr. Hamer nicht dafür verurteilen, dass auch er nicht alle Patienten retten konnte. So griff man zu einer List und verurteilte Dr. Hamer zu einer Gefängnisstrafe, weil er Patienten behandelt hatte, während man ihm seine Approbation entzogen hatte. Und so ist Dr. Hamer zu meinem großen Bedauern bis heute ein von der Deutschen Justiz verurteilter Verbrecher. Er, der den menschlichen Code ein entscheidendes Stück weit entschlüsselt und damit die Geißel der Menschheit als sinnvolles biologisches Sonderprogramm, wie er die Abläufe im Körper des Menschen nennt, wenn durch einen Konflikt eine Reaktion auf körperlicher Ebene und im Gehirn erfolgt, geknackt hat, musste aus seinem geliebten Heimatland flüchten, weil er hier als gesuchter Verbrecher gilt.

Die Schulmediziner hingegen, die tagtäglich dafür verantwortlich sind, dass Menschen an ihren tödlichen Therapien sterben, weil eine wirkungsvolle Krebstherapie unterdrückt wird, sonnen sich im Licht ihrer Eitelkeit und lassen sich als Mediziner der Neuzeit mit Nobelpreisen feiern. Wie sagte doch Dr. Bruker so weise: In der wissenschaftlichen Medizin wird keine Ursachenforschung betrieben, sondern Scheinursachen erfunden. Dr. med. M. O. Bruker, Gesundheitsarzt (1909-2001)

10.   Trittbrettfahrertherapien

Nach meiner Genesung von fünf Organkrebsen wurde ich immer wieder gefragt, wie ich denn gesund wurde. Jeder erwartete, dass ich nun irgendeine ganz besondere Therapie nennen würde, um diese dann als Krebs- Therapie schlechthin zu benennen. Doch die Grundlage für meine Genesung war die NM nach Dr. Hamer. Sie ist keine Therapie und war doch das Fundament meiner Heilung, das mir von allen Heilweisen am meisten geholfen hat! Da es für dieses Phänomen bisher keine Bezeichnung gibt, habe ich eine solche erfunden; es hat sich mir regelrecht aufgedrängt, dass man für Therapien, die – meist mehr oder weniger zufällig - gleichzeitig mit der biologischen Heilungsphase des Körpers ablaufen (wie etwa die Hyperthermie, Elektrotherapie, spezielle Ernährungs- Nahrungsergänzungs- oder Vitamintherapien, zahllose Krebs- Wunderkräuter und Krebsheilungsrituale oder teure Wunderheilungen, denen krebsheilende Kräfte zugeschrieben werden), die aber mit der Heilung in keinem ursächlichen Zusammenhang stehen, einen Namen braucht: Trittbrettfahrertherapien, kurz: Trifas. Lesen Sie mehr darüber in meinem 2. Buch:

11.　　　Mein 2. Buch:

Chemotherapie? Nein danke. Das Wunder meiner Heilung von Krebs, Metastasen und Lähmungen

Ich hatte mir während der zwei Jahre meiner Erkrankung immer wieder Notizen über den Verlauf meiner Erkrankung, die guten und weniger guten Ereignisse in dieser Zeit, gemacht. Nun entstand aus meinem „Tagebuch einer Krebsheilung" ein Buch darüber, wie Krebs biologisch heilbar ist. Wobei es durchaus Sinn macht, dieses Buch zu lesen, BEVOR man in den Brunnen gefallen bzw. bevor man an Krebs erkrankt ist. So wie es ja auch bekanntlich ratsam ist, schwimmen zu lernen, bevor man ins Wasser gefallen ist.

Hier noch eine Erklärung zum Buchtitel: „Chemotherapie? Nein, danke! – das Wunder meiner Heilung von Krebs, Metastasen und Lähmungen" . Lange habe ich überlegt, wie ich mein Buch betiteln soll. Für Kenner der NM wäre der Titel wohl gewesen: Wie ich mithilfe der NM durch die Heilungskrisen von 5 (mit dem Achsellymphnoten und der Leukämie waren es 7) SBS kam. Diesen Titel hätten jedoch diejenigen, die noch nie etwas von der NM gehört haben, überhaupt nicht mit dem Thema „Krebs" in Verbindung gebracht.

Ich muss zugeben, dass ich mich anfangs selber nicht mit dem Titel meines Buches identifizieren konnte. Doch viele Menschen, die miterlebt haben, wie ich während meiner

Erkrankung dem Tode näher war als dem

Leben und die mich jetzt, sechs Jahre nach

dem Tiefpunkt meiner Erkrankung, erleben,

sagten und sagen immer wieder: „DA ist ja

ein Wunder geschehen!" und selbst für

Kenner der NM dürfte diese

Krankengeschichte nicht ganz alltäglich sein.

So meine ich, in aller Bescheidenheit sagen

zu können, dass der Titel meines Buches

nicht zu hoch gegriffen ist. Ich hoffe sehr,

dass ich durch meine Bücher das erreiche,

was es zu erreichen gilt: Sie sollen Menschen

Mut machen, auf die Selbstheilungskräfte des

eigenen Körpers zu vertrauen. Unser Körper

ist so genial geschaffen; er macht nie einen

Fehler. Und daher steht ganz sicher fest:

Krebs ist biologisch heilbar!

Mein 2. Buch ist für 18,70 incl. Versand € erhältlich bei:

Inka.Sattler@web.de

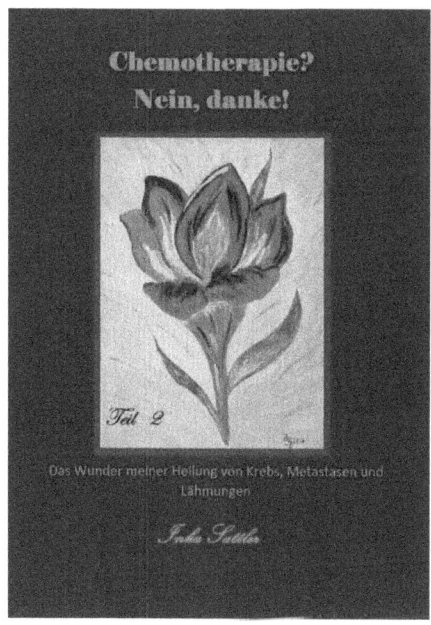

Haftungsausschluss:

Da die Autorin keine Therapeutin ist, weist sie die Leser ausdrücklich darauf hin, dass diese Geschichte den Leser nicht dazu ermutigen darf, leichtfertig mit seinen Erkrankungen umzugehen. Außerdem kann dieses Buch den Besuch eines fähigen Therapeuten nicht ersetzen. Die Benutzung dieses Buches und die Umsetzung der darin enthaltenen Informationen erfolgt ausdrücklich auf eigenes Risiko.

Copyright:

12. Literaturhinweis

In dem Themenhefter „Krebs verstehen, überleben, heilen" von M. Kent finden Sie neben der oben beschriebenen Depesche zum Thema Neue Medizin weiterführende und vertiefende Ausführungen zum Verständnis der 5 von Dr. Hamer entdeckten biologischen Naturgesetze. Außerdem werden autobiografische Überlebensgeschichten vorgestellt, die alle eine Gemeinsamkeit haben: Die Menschen haben überlebt, weil sie die Neue Medizin für sich entdeckt haben.

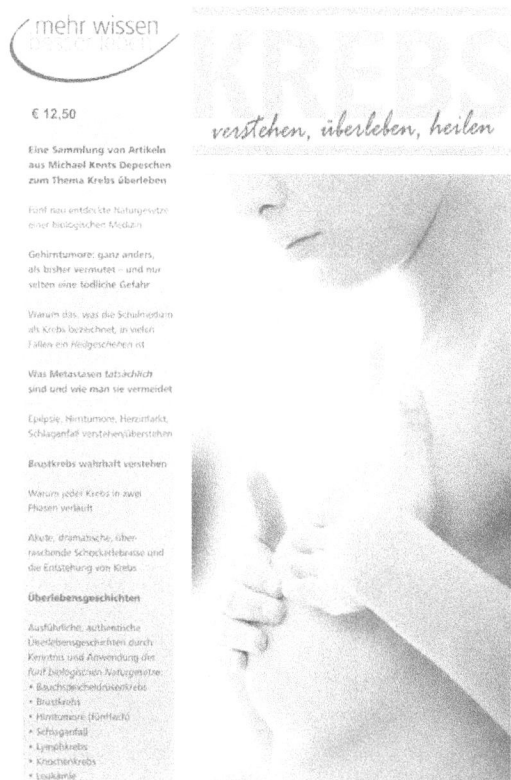

Erhältlich bei: http://www.kent-depesche.com/

www.ingramcontent.com/pod-product-compliance
Lightning Source LLC
Chambersburg PA
CBHW061446180526
45170CB00004B/1578